DU TRAITEMENT

DE

LA CHORÉE

PAR L'ANTIPYRINE

PAR

Le Docteur MONCORVO

Professeur de clinique des maladies de l'enfance à la Polyclinique de Rio de Janeiro
Membre titulaire de l'Académie de médecine de Rio de Janeiro
Professeur honoraire à la Faculté de médecine de Santiago du Chili
Correspondant de l'Académie royale des Sciences de Lisbonne
De l'Académie royale de médecine de Rome
De l'Académie royale de médecine de Barcelone
De la Société royale des Sciences médicales et naturelles de Bruxelles
Des Sociétés de médecine de Paris, Bordeaux, Marseille, Reims
Alger, Lisbonne, Genève, Buenos-Ayres, Santiago du Chili
De l'Académie de médecine de Lima
Récompensé par l'Institut de France (prix Montyon)
Et par l'Académie de Médecine de Paris (prix Desportes), etc., etc.

PARIS

O. BERTHIER, LIBRAIRE-ÉDITEUR

104, BOULEVARD SAINT-GERMAIN, 104

—

1889

DU TRAITEMENT

DE LA

CHORÉE PAR L'ANTIPYRINE

DERNIERS TRAVAUX DU MÊME AUTEUR

Da dilatação do estomago nas creanças. De la dilatation de l'estoma chez les enfants. Rio de Janeiro, 1883. 1 vol. Chez Leuzinger et Filhos.

De la nature de la coqueluche et de son traitement par la résorcine. Paris, 1884. 1 vol. Chez O. Berthier, éditeur.

Traitement du spina-bifida par les injections iodo-glycérinées. Paris, 1884. Chez H. Lauwereyns, éditeur.

Contribution à l'étude de la sclérose multiloculaire chez les enfants. Paris, 1884. 1 vol. Chez O. Berthier, éditeur.

De la coqueluche et de son traitement par la résorcine. Paris, 1885. 1 vol. Chez O. Berthier, éditeur.

De l'emploi du chlorhydrate de cocaïne dans le traitement de la coqueluche. (Extrait de l'*Uniao medica*). Rio de Janeiro, 1885, et *Bull. génér. de thérap.*, 30 septembre 1885.

De la dilatation de l'estomac chez les enfants et d'un nouveau moyen d'exploration pour la reconnaitre. Reproduit de la *Revue mensuelle des maladies de l'enfance*. Paris, juillet 1885.

De la température de la paroi abdominale dans les cas d'entérite aiguë et chronique. Reproduit de la *Revue mensuelle des maladies de l'enfance*. Paris, septembre 1885.

De l'éléphantiasis des Arabes chez les enfants. Broch. in-8°. Paris, 1886. G. Steinheil, éditeur.

De l'asthme dans l'enfance et de son traitement. Paris, 1886, O. Berthier.

De l'étiologie de la sclérose en plaques, chez les enfants, et notamment de l'influence pathogénique de l'hérédo-syphilis. in *Rev. mens. des mal. de l'enfance*. Paris, 1887.

De l'éléphantiasis des Arabes chez les enfants. in *Rev. mens. des mal. de l'enfance*. Paris, janvier 1888.

De l'antipyrine dans les maladies infantiles et le traitement de la chorée. Broch. in-8°. Paris, 1888. O. Berthier, éditeur.

Valeur des injections hypodermiques de caféine dans la thérapeutique infantile. Paris, 1888. O. Berthier, éditeur.

Sur l'emploi clinique du Strophantus, avec la collaboration du Dr Clemente Ferreira. Paris, 1888. O. Berthier, éditeur.

Sur les troubles dyspeptiques dans l'enfance et sur leur diagnostic par la recherche chimique du suc gastrique. Paris, 1888. O. Berthier, éditeur.

De l'antipyrine, de la thaline, de l'antifébrine et de la phénacétine au point de vue hémostatique. Paris, 1889. O. Berthier, éditeur.

ÉMILE COLIN — IMPRIMERIE DE LAGNY

DU TRAITEMENT

DE

LA CHORÉE

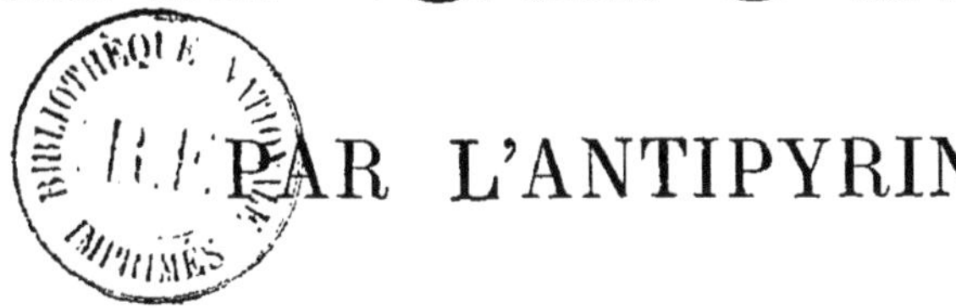

PAR L'ANTIPYRINE

PAR

Le Docteur MONCORVO

Professeur de clinique des maladies de l'enfance à la Polyclinique de Rio de Janeiro
Membre titulaire de l'Académie de médecine de Rio de Janeiro
Professeur honoraire à la Faculté de médecine de Santiago du Chili
Correspondant de l'Académie royale des Sciences de Lisbonne
De l'Académie royale de médecine de Rome
De l'Académie royale de médecine de Barcelone
De la Société royale des Sciences médicales et naturelles de Bruxelles
Des Sociétés de médecine de Paris, Bordeaux, Marseille, Reims
Alger, Lisbonne, Genève, Buenos-Ayres, Santiago du Chili
De l'Académie de médecine de Lima
Récompensé par l'Institut de France (prix Montyon)
Et par l'Académie de Médecine de Paris (prix Desportes), etc., etc.

PARIS

O. BERTHIER, LIBRAIRE-ÉDITEUR

104, BOULEVARD SAINT-GERMAIN, 104

—

1889

DU TRAITEMENT

DE LA

CHORÉE PAR L'ANTIPYRINE

La chorée n'est point une maladie fréquente dans notre climat, et cela est absolument d'accord avec ce qui a été constaté par les observateurs qui exercent dans les autres pays chauds. Cela explique la raison pour laquelle il nous a été donné de rassembler seulement un petit nombre de faits dans lesquels nous avons été à même d'essayer l'action de l'antipyrine. Déjà, en 1888, nous avons publié dans la *Revue générale de Clinique et de Thérapeutique* un mémoire *sur l'antipyrine dans la thérapeutique infantile et le traitement de la chorée;* nous avons relaté en détail deux observations de guérison par la seule administration de ce médicament. Il s'agissait, dans la première, d'une fillette de 12 ans, affectée d'une chorée intense et généralisée, qui fut entièrement guérie dans le court délai de dix-sept jours. La tolérance fut chez elle parfaite, car 3 grammes à peine furent rejetés dans le cours du traitement. Nous avons revu cette fillette à plusieurs reprises pendant plus d'un an, et nous avons constaté la permanence du résultat obtenu.

L'autre observation est celle d'un garçon de 8 ans et demi atteint de chorée grave avec aphasie. Sa guérison suivit l'administration totale de 228 grammes d'antipyrine. Il supporta également ce médicament à la dose journalière de 7 grammes.

Les observations de MM. Wolner, Legrouy et Négrié, publiées à la même époque, montrèrent, autant que les miennes, l'efficacité indéniable de l'antipyrine contre la chorée ; ce dernier auteur vérifia aussi de son côté l'action modératrice de ce médicament que j'avais signalée chez mes jeunes malades, dont le poids augmenta en même temps que leur nutrition générale s'améliora de beaucoup.

Après la publication de notre premier mémoire, nous avons observé de nouveaux faits. Ils sont au nombre de quatre, deux ayant été soumis à mon observation personnelle, les deux autres ayant été suivis pendant un court séjour à Valença avec notre ancien chef de clinique, M. le Dr Guiaô, et de notre excellent ami M. le Dr E. Cunha.

Alfred, 10 ans, né à Rio-de-Janeiro, admis dans notre service, le 17 octobre 1888. Mère morte de tuberculose, sans accidents hystériques. Le père succomba également à la tuberculose.

Ce garçon, l'aîné de trois enfants, fut assez faible dès sa naissance. Rougeole à 2 ans; variole à 7 ans; fièvre intermittente à plusieurs reprises. Tempérament nerveux fort accusé; il s'effraie pour la moindre chose et est souvent pris d'hallucinations nocturnes.

Il y a seize jours environ, les personnes de son entourage remarquèrent que l'enfant exécutait avec les bras des mouvements assez irréguliers, aussitôt que ses membres entraient en action. Ces mouvements arythmiques devinrent progressivement plus accusés, au point que quelques jours plus tard, l'enfant qui faisait une écriture déjà assez passable, se trouvait dans l'impossibilité de tracer une lettre. Les contractions arythmiques étaient plus manifestes du côté droit. Ensuite ces mêmes désordres moteurs furent constatés du côté des membres abdominaux, toujours plus accusés à droite. Bref, les muscles de la face entrèrent en contractions arythmiques, et à la suite ceux de la langue, à tel point que l'articulation de mots polysyllabiques devint tout à fait impossible.

Nous étions donc en présence d'un cas assez frappant de chorée généralisée, plus accusée pourtant du côté droit. Ces convulsions choréiques ne disparaissaient pas complètement pendant le sommeil. La parole, fort embarrassée, ne permettait plus au petit patient de se faire comprendre. La marche était fort pénible, à cause de l'incoordination des mouvements des jambes; enfin, ce même fait rendait presque nul l'usage de ses bras et de ses mains.

La force musculaire des mains était ainsi mesurée par le dynanomètre : main droite, 6 kilogrammes; main gauche, 8 kilogrammes.

A côté des désordres de la motilité, on constate également des altérations psychiques; l'enfant, qui aime beaucoup la lecture, la repousse maintenant, et reste plongé dans le silence, triste et abattu, tandis qu'il était, avant la maladie, très gai et fort espiègle. Il est pris, du reste, de crises d'emportement et d'irritabilité qui ne trouvent aucune explication du côté de son entourage et qui contrastent sensiblement avec son primitif caractère.

Les fonctions digestives pourtant n'ont subi aucune altération et l'appétit se maintient.

Aucun accident rhumatismal actuel ou antérieur; la pointe du cœur bat au niveau du cinquième espace intercostal gauche; on ne perçoit aucun bruit anormal, mais les contractions cardiaques sont arythmiques.

Le développement physique de l'enfant est hors de proportion avec son âge. Sensibilité tactile et douloureuse intacte. Réflexes cutanés et tendineux quelque peu exagérés.

On prescrit l'antipyrine à la dose quotidienne de 3 grammes.

Le 20 octobre. On élève la dose de l'antipyrine à 4 grammes par jour.

Le 22. La dose du médicament est portée à 5 grammes. On constate déjà une manifeste atténuation des contractions choréïques, notamment du côté des muscles de la face.

Les 26, 27 et 28. Suspension du traitement par négligence de la personne qui le soigne.

Cependant l'amélioration continue à faire des progrès, au point que l'enfant commence déjà à marcher plus librement et peut même courir quelque peu.

Force dynamométrique augmentée : main droite, 10 kilogrammes; main gauche, 10 kilogrammes.

On revient à l'antipyrine à la dose de 5 grammes dans la journée.

Le 30. Parfaite tolérance pour l'antipyrine. Amélioration très accusée. L'enfant parvient déjà à tracer quelques mots. L'articulation s'opère bien, assez librement, en même temps que la marche devient plus sûre et presque nullement incoordonnée.

Antipyrine toujours à la dose de 5 grammes.

Le 5 novembre. Suspension du traitement pendant les quatre derniers jours, due à la négligence de son infirmière; mais nonobstant, l'amélioration ne cessa de faire des progrès. La marche s'opère sans la moindre irrégularité appréciable; l'enfant court et saute sans aucune hésitation. A peine quelques légers mouvements choréiques des muscles du bras droit. Les convulsions des muscles de la face absolument éteintes.

Force dynamométrique : main droite, 12 kilogrammes; main gauche, 13 kilogrammes.

Sommeil normal, pendant lequel plus de mouvements arythmiques. L'écriture devient progressivement plus nette et plus régulière. L'enfant reprit son humeur et sa vivacité primitives. En résumé, disparition presque complète de la chorée dans le court délai de quatorze jours. On renouvelle l'administration de l'antipyrine toujours à la dose quotidienne de 5 grammes. Le 7, main droite, 15 kilogrammes; main gauche, 15 kilogrammes.

L'enfant gagne 580 grammes de son poids pendant les dix derniers jours.

Parfaite coordination des mouvements volontaires des membres thoraciques, il rapproche de ses lèvres un grand verre entièrement plein d'eau, sans la moindre hésitation. Écriture pareille à celle faite avant la maladie. Encore l'antypirine à la même dose.

Le 13. Le traitement fut encore une fois interrompu pendant les deux derniers jours. Chorée éteinte.

On insiste pourtant encore sur l'antipyrine toujours à la même dose journalière.

Les 16, 17 et 18, la dose du médicament fut abaissée à trois grammes, la guérison étant complète.

Le 29 nous revîmes l'enfant qui ne possédait plus rien d'anormal depuis 15 jours.

Cette observation est donc un fait assez probant de l'extrême efficacité de l'antipyrine contre la chorée, car on a pu voir le mal disparaître absolument à la suite du traitement; il n'en restait même plus que des traces quinze jours après l'administration exclusive de cet agent médicamenteux.

A côté de l'atténuation immédiate, et après la cassation complète des contractions arythmiques, on a été à même d'observer, chez cet enfant, l'amélioration de la nutrition et l'augmentation du poids. Enfin, encore cette fois, on se rendit parfaitement compte de l'inocuité absolue de l'antipyrine, puisqu'il a pris la dose totale de 103 grammes du médicament dans l'espace de 32 jours sans avoir jamais éprouvé le moindre signe d'intolérance.

Obs. II. — Marie, âgée de 14 ans, nous fut amenée dans notre service le 19 mars 1888, par sa mère pour la faire soigner de convulsions choréiques qui l'accablaient beaucoup. Grand'mère maternelle présentant des tremblements pendant les mouvements; cardiaque, rhumatisante et tuberculeuse. Mère très nerveuse et sujette à des crises hystériformes. Père, d'un tempérament nerveux, très exalté, mort d'une lésion cardiaque.

Allaitement maternel pendant deux ans. Dentition à l'époque normale sans accidents. Coqueluche à l'âge d'un an. Chorée double à partir du sixième mois. Incapacité pour se maintenir à pied jusqu'à l'âge de 3 ans. Marche pénible et incertaine à cette époque. A quatre ans des pustules et des gommes sur le cuir chevelu. A cette même époque, rhumatisme affectant les genoux devenus alors gonflés et douloureux, mais sans réaction fébrile.

Ces accidents se sont reproduits jusqu'à présent avec des intervalles plus ou moins longs et avec une intensité variable.

A l'âge de onze ans survinrent des mouvements choréiques, formés d'abord aux membres inférieurs et embarrassant beaucoup la marche. Au début de ces manifestations, l'enfant était prise d'hallucinations nocturnes. La mémoire s'affaiblit en même temps que la parole devint graduellement embarrassée. La chorée envahit ensuite les muscles de la face, et du tronc, et enfin ceux des bras. Ces mouvements ont duré jusqu'à présent avec des périodes d'atténuation plus ou moins grande; parmi lesquelles mérite une mention spéciale une des deux mois (juillet et août) en 1887. Dernièrement la maladie n'a pourtant fait que s'exagérer.

L'enfant est faible, maigre, pâle, rachitique, avec des érosions dentaires.

Les mouvements choréiques généralisés et fort accusés au moment de notre premier examen. Parésie des membres inférieurs rendant la marche traînante. Parole très scandée. Affaiblissement intellectuel. On institue de suite le traitement par l'antipyrine à la dose croissante de 3 à 6 grammes, dose à laquelle on s'arrête. La tolérance ne se démentit pas encore cette fois, en même temps que l'amélioration se fit remarquer de suite. Les mouvements arythmiques s'atténuèrent progressivement, au point que, seize jours après, la fillette se trouvait en voie de complète guérison ; les mouvements étaient devenus tellement réguliers qu'elle pouvait déjà enfiler une aiguille.

Enfin cette chorée, qui depuis plus de trois ans avait résisté à plusieurs moyens de traitement, était presque entièrement jugulée au bout d'une quinzaine de jours, grâce à l'influence exclusive de l'antipyrine portée à la dose journalière de 6 grammes.

Une circonstance, digne d'être relevée encore dans ce cas, c'est l'accroissement de la force musculaire aussitôt après l'administration de l'antipyrine. Malheureusement il nous a été impossible de suivre jusqu'à la fin le traitement de cette fillette, car sa mère ne la ramena plus au service, dès que sa guérison fut un fait presque accompli.

Obs. III. — Rose, 10 ans, observée par moi à l'hôpital de Valença. Père mort de tuberculose pulmonaire, mère aussi tuberculeuse depuis de longues années. Une tante maternelle, âgée de plus de 30 ans, choréïque dès son enfance. La mère n'a jamais présenté d'accidents nerveux. Allaitement mixte dès le début; accidents gastro-intestinaux pendant les premiers mois.

Rougeole avant un an; coqueluche vers sept ans.

Vers l'âge de 4 ans elle fut atteinte d'une attaque fort intense de rhumatisme polyarticulaire qui dura un mois environ. Le 14 décembre 1888, il survint une nouvelle attaque de rhumatisme affectant gravement les articulations des genoux, des poings et des coudes et s'accompagnant d'une réaction fébrile très intense. Ces accidents firent beaucoup souffrir la malade pendant plus d'un mois, la condamnant tout ce temps à la plus complète immobilité. Plusieurs jours après la disparition des manifestations rhumatismales, les muscles du bras furent envahis par des contractions arythmiques, dès qu'ils entraient en mouvement; ensuite les muscles de la moitié droite de la face ainsi que ceux de la jambe droite furent successivement pris de contractions arythmiques. Les mouvements choréiques ne tardèrent guère à s'exagérer, au point qu'au bout de quelques jours la parole était assez embarrassée et la marche fort pénible à cause de l'incoordination de mouvements de la jambe droite. L'enfant parvint à ne plus se servir de ses mains, les mouvements d'appréhension étant fort gênés par les convulsions choréiques.

Bref, le mal atteignit son maximum d'intensité, et on put constater le suivant : contraction arythmique très accentuée de l'orbiculaire de l'œil gauche ainsi que des muscles du côté droit de la face et de la langue ; articulation presque inintelligible des mots ; mastication et déglutition fort pénibles ; les convulsions choréiques du bras droit tellement exagérées, qu'elle se flagellait avec ce membre à tout instant ; marche à petits sauts ; parésie manifeste des muscles des membres droits.

Pendant le sommeil, les mouvements choréiques diminuaient très sensiblement.

Le chloral essayé par le confrère chargó du service médical de ce petit hospice se montra sans aucun effet ; ce fut alors que mes excellents confrères, MM. Ernest Cunha et Guiaô appelés en consultation, se proposèrent à contrôler chez cette fillette les résultats signalés par moi dans des cas pareils après l'emploi de l'antipyrine. Celle-ci fut de fait administrée, à la dose quotidienne de 3 grammes et à peine quinze jours s'étaient écoulés qu'ils constataient non sans un certain étonnement la disparition complète de tous les accidents ci-dessus indiqués. Je la vis, à leur demande, plus de deux mois après la disparition des accidents choréiques. Elle était maigre, pâle et présentait un bruit de souffle systolique à la pointe du cœur ; cet organe était quelque peu arythmique, le pouls faible ; l'urine dans la proportion physiologique. Respiration rude vers le sommet des deux côtés, mais pas de matité thoracique appréciable. Cependant l'observation la plus attentive ne laissait guère apercevoir la moindre contraction choréiforme des muscles du tronc, des membres, ni de ceux de la face. Parole nette et sans hésitation. L'enfant marchait et courait librement avec les mouvements parfaitement coordonnés.

Chez cette fillette, la dose totale de moins de 50 grammes d'antipyrine suffit pour juguler les manifestations choréiques des plus accusées, et cela, lorsque le chloral avait complètement échoué. Ce ne fut pas là une simple atténuation, car, près de cinq mois se sont déjà écoulés, et j'ai été à même de savoir que la guérison ne se démentit plus depuis jusqu'à présent. Donc, ici encore, pas d'accident toxique, pas d'intolérance.

Obs. IV. — Arminda, âgée de 14 ans, nous fut présentée par M. le Dr Guiaô vers le mois d'avril 1889. Sa mère, déjà morte, n'eut jamais aucun trouble d'innervation : son père est névropathe. Elle est la dernière de quatre enfants ; une sœur plus âgée a présenté des accidents nerveux. Rougeole à l'âge de 2 ans ; coqueluche à l'âge de 5 ans. Deux mois avant l'éclosion des manifestations choréiques, elle accusait des douleurs au niveau des articulations tibio-tarsiennes et scapulo-humérales gauches, lesquelles n'offraient pourtant aucune tuméfaction. Les convulsions arythmiques prirent naissance aux muscles des membres inférieurs, envahissant ensuite les muscles de la face et des membres thoraciques.

Les convulsions choréiques gagnèrent progressivement d'intensité et bref, la marche et les mouvements de préhension devinrent extrêmement pénibles ; il y avait une véritable parésie des quatre membres ; enfin, la parole ne tarda pas à devenir fort embarrassée. Pendant le sommeil, il y avait une atténuation ou une cessation complète des contractions arythmiques. Bref, les conditions psychiques de cette fillette furent atteintes. On constata chez elle un changement de caractère et de l'affaiblissement de la mémoire.

Aussitôt que les symptômes choréiques s'accusèrent, les personnes de la famille s'adressèrent à un médecin qui n'a voulu rien faire, sous le prétexte que la maladie était incurable. Un autre confrère appelé alors se borna à lui prescrire du bromure de potassium qui échoua complètement. Enfin, l'hydrothérapie fut ensuite essayée aussi sans le moindre résultat. La famille de la jeune malade, désespérant alors de tout traitement, s'abstint désormais de toute autre intervention thérapeutique.

Plusieurs mois s'étaient écoulés lorsque M. le Dr Guiaô, appelé à voir une personne malade de la famille, fut invité à examiner la fillette en question.

Il prescrivit alors l'hydrate de chloral en lavements, commençant par la dose journalière de 50 centigrammes et augmentant progressivement jusqu'à celle de 6 grammes, mais cela en vain, car l'insuccès fut complet. Ayant pris connaissance des résultats obtenus par moi dans des cas pareils, au moyen de l'antipyrine, il se décida donc à l'essayer chez sa jeune malade. Elle fut prescrite à la dose journalière de 3 grammes, la plus parfaite tolérance pour le médicament ayant eu lieu de la part de la fillette.

Eh bien, ce ne fut pas sans étonnement que, la revoyant une vingtaine de jours plus tard, mon jeune confrère constatait la cessation complète de toutes les manifestations choréiques. Nonobstant, le traitement fut poursuivi encore quelques semaines. Six mois s'étaient déjà écoulés après ce résultat, lorsque nous eûmes occasion de voir cette fillette; elle jouissait alors de la plus parfaite santé; il ne restait pas le moindre vestige de sa maladie.

Les faits plaident donc en faveur de l'efficacité de l'antipyrine dans la chorée. Elle en atténue promptement les manifestations dans les cas anciens, en amenant la complète disparition dans un délai évidemment plus court que les autres agents médicamenteux employés contre cette névrose. Il ne faut point oublier qu'à côté de son pouvoir sédatif, l'antipyrine agit sur la nutrition générale et sur la force musculaire. Elle augmente cette dernière comme il nous a été donné de constater à la suite des essais pratiqués à l'aide du dynamomètre. Ce sont donc là des résultats des plus encourageants, qui doivent attirer l'attention de nos confrères qui se livrent à l'étude plus spéciale des maladies infantiles.

ÉMILE COLIN. — IMPRIMERIE DE LAGNY.